DE
L'ABCÈS CHRONIQUE DU SEIN

PAR

Victor BARDY,

Docteur en médecine de la Faculté de Paris

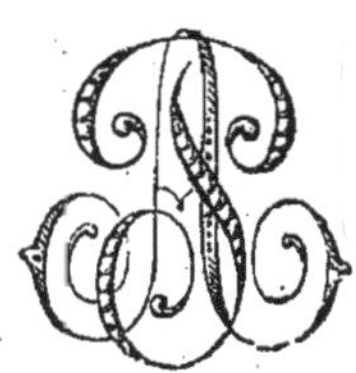

PARIS

A. PARENT, IMPRIMEUR DE LA FACULTÉ DE MEDECINE

Rue Monsieur-le-Prince, 31

1876

DE

L'ABCÈS CHRONIQUE DU SEIN

PAR

Victor BARDY,

Docteur en médecine de la Faculté de Paris.

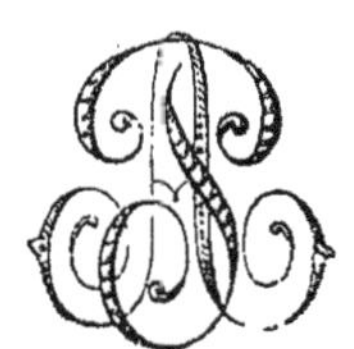

PARIS

A. PARENT, IMPRIMEUR DE LA FACULTÉ DE MÉDECINE

Rue Monsieur-le-Prince, 31

——

1876

L'ABCÈS CHRONIQUE DU SEIN

INTRODUCTION.

Nous nous sommes proposé d'étudier dans notre thèse inaugurale une affection assez rare et qui jusqu'à présent n'a été l'objet d'aucune monographie. Nous n'apportons que deux faits nouveaux : le premier s'est rencontré à l'hôpital Beaujon, dans le service de M. le professeur Dolbeau, qui nous a donné la première idée de cette étude. La seconde observation, que nous devons à l'obligeance d'un de nos amis, a été prise dans la clientèle privée.

Nous avons parcouru beaucoup de services dans les hôpitaux, nous avons interrogé les souvenirs de nos camarades et de quelques-uns de nos maîtres, sans trouver d'autres faits qui puissent se rattacher à l'objet de notre étude. Bien que plus heureuses, nos recherches bibliographiques nous ont montré que, s'il y avait quelques cas d'abcès chroniques du sein relatés dans les annales de la science, ces cas étaient épars, mais nullement groupés de façon à former un corps d'où l'on puisse tirer des conclusions. Et c'est surtout dans les ouvrages déjà relativement anciens que nous avons trouvé le plus de documents. Il faut chercher la raison de cette pauvreté de matériaux dans cette double considération que cet abcès est rare et d'un diagnostic difficile.

La tumeur du sein, avec laquelle l'abcès chronique a été quelquefois confondue, est le cancer, et cela par des chirurgiens du plus grand mérite. On comprendra facilement combien il est utile au chirurgien de pouvoir rassurer les malades, toujours prêtes à s'effrayer, quand elles ont une tumeur chronique de la mamelle. Ici, nous ne saurions mieux faire que de citer textuellement Astley Cooper, qui l'un des premiers a fait connaître cette affection et a bien saisi toute l'importance de son diagnostic : « J'ai été rarement témoin d'une joie plus vive que celle qui se peint sur les traits d'une femme, mère d'une nombreuse famille, dont elle est l'unique appui, quand, présentant à un chirurgien son sein déformé par une tumeur, et attendant la confirmation d'une sentence qu'elle a déjà prononcée elle-même, elle reçoit au contraire l'assurance positive que ses craintes n'étaient pas fondées. Pâle et tremblante, elle arrive près du chirurgien, et, présentant le sein malade, elle dit d'une voix altérée : Monsieur, je viens vous consulter pour un cancer que je porte au sein. Si, après une exploration attentive, le chirurgien lui affirme que la maladie n'est point un cancer, qu'elle n'en a aucun des caractères, qu'elle n'est accompagnée d'aucun danger, et qu'elle n'exigera point l'emploi d'une opération, alors le passage subit de la crainte à la joie fait naître sur les traits de cette femme le sourire de la reconnaissance. C'est à peine si elle éprouve plus de bonheur au moment où elle rejoint une famille chérie, dont elle se croyait à la veille d'être séparée pour toujours, quand elle avait la seule perspective de ne devoir son salut qu'à une opération douloureuse et incertaine dans ses résultats (1) ».

(1) Astley Cooper. OEuvres chirurgicales, traduction de Chassaignac et Richelot, p. 504.

Nous n'avons pas la prétention de croire que notre travail, qui est plutôt une ébauche qu'une étude, grossira le cadre nosologique déjà si étendu des affections du sein, nous avons simplement voulu tirer de l'oubli dans lequel elles semblaient plongées, quelques observations dispersées, et mettre en lumière une affection peu connue, et cependant intéressante à plus d'un titre, et en particulier au point de vue du diagnostic différentiel.

A la suite de quelques considérations sur les phlegmons du sein, sur leur pathogénie et sur la disposition anatomique de la région, nous étudierons les causes de l'abcès chronique, nous passerons en revue ses différents symptômes, puis nous nous occuperons de son diagnostic différentiel. Après avoir insisté sur ce point important de notre thèse, nous exposerons les différents modes de traitement que l'on peut employer.

Les quelques observations que nous avons pu rassembler seront placées dans les différents chapitres auxquels elles se rapporteront, suivant les considérations qu'elles nous auront inspirées.

CONSIDÉRATIONS GÉNÉRALES.

Les phlegmasies du sein sont fréquentes. Elles ont ète décrites sous le nom de *mammites, mastites* ou *mastoïtes.* Souvent modifiées par l'âge, la constitution, par l'état normal ou anormal des fonctions et de la santé générale, par la nature des causes, elles peuvent se diviser, au point de vue anatomique, en plusieurs ordres, division établie d'après les bases qui ont été adoptées par Nélaton (1), A. Bérard (2), Vidal (de Cassis) (3), et Velpeau (4).

Ainsi, on doit admettre trois classes de phlegmasies du sein : les unes ont leur point de départ entre la glande et la peau, dans la couche sous-cutanée, d'autres sous la mamelle, entre la glande et la poitrine ; la troisième classe comprend les inflammations de la trame interlobulaire ou du tissu glandulaire lui-même. Chacune de ces classes peut donner lieu à des états chroniques.

Cette distinction ne demeure nullement absolue, ainsi qu'on pourrait le croire, pendant toute la durée de la maladie. Une inflammation, débutant dans un point quelconque de la mamelle, peut se propager à un autre endroit. Quoique l'adossement des lames celluleuses superficielles s'y oppose en général, un phlegmon peut néanmoins contourner un des points de la circonférence de la glande, pénétrer entre elle et la poitrine, et faire naître de véritables abcès sous-mammaires. La marche inverse se produit aussi

(1) Nélaton. Des tumeurs de la mamelle. (Thèse de concours, 1839.) Pathologie chirurgicale, t. IV.

(2) A. Bérard. Diagnostic différentiel des tumeurs de la mamelle. (Thèse de concours, 1842.)

(3) Vidal (de Cassis). Pathologie chirurgicale, t. IV.

(4) Velpeau. Anatomie chirurg., t. I. Traité des maladies du sein.

quelquefois : *on voit* alors le phlegmon s'étendre aux traî-
nées, aux brides cellulo-fibreuses, qui, en traversant la
mamelle, unissent la couche sous-cutanée à la couche cel-
luleuse profonde, et de profond qu'il était d'abord, devenir
ainsi superficiel. D'autres fois l'inflammation se propage
du côté de l'aisselle, et bien plus rarement du côté de l'hy-
pochondre. La difficulté de cette extension tient à la struc·
ture anatomique de cette région. En effet, la glande mammaire est enveloppée par un sac aponévrotique, dont la
lame antérieure vient se confondre intimement avec la
lame profonde au pourtour de la glande, pour aller de là,
ainsi réunies, former le fascia superficialis thoracique.

Pour bien apprécier toute l'importance de ces distinc-
tions, il faut réfléchir aux différences qui en résultent pour
le fond de la maladie. Au point de vue du pronostic et du
traitement, il ne faudrait pas mettre sur la même ligne les
abcès primitivement sous-mammaires et ceux dont nous
venons de parler, qui ont été d'abord superficiels ou glandulaires. Obligés de traverser, d'altérer plus ou moins le
tissu sécréteur avant de devenir profond, les dépôts, qui
n'arrivent dans le tissu sous-mammaire qu'après avoir
existé dans la couche sous-cutanée ou dans l'intervalle des
lobes glandulaires, entraînent des conséquences plus sé-
rieuses que l'abcès profond primitif. Mais ce ne sont là que
des abcès phlegmoneux modifiés par la structure ou la disposition anatomique de la région.

Envisagés à un autre point de vue, les abcès sous-mammaires sont idiopathiques ou symptomatiques : idiopathiques, quand ils résultent d'une phlegmasie primitivement
établie dans la mamelle ; symptomatiques, quand ils résultent de l'altération d'organes plus ou moins proches. Les
causes de ces abcès symptomatiques peuvent être l'altération d'une côte sous-jacente, la suppuration d'un cartilage
sterno-costal ou du sternum, ou bien une masse tubercu-

leuse sous-sternale venant du médiastin ou de la plèvre. La phthisie pulmonaire est une source qu'il ne faut pas oublier. On peut citer différents abcès par congestion venant de la clavicule, de l'omoplate, de l'articulation scapulo-humérale. Nous ne nous étendrons pas davantage sur ces abcès symptomatiques, qui ne rentrent pas dans le cadre que nous nous sommes tracé, car ce sont des abcès froids. Nous voulons seulement les mentionner ; nous serons, en effet, obligé d'en dire quelques mots à propos du diagnostic différentiel.

Les abcès que nous nous proposons d'étudier offrent quelques-uns de ces caractères ; seulement ils dérivent, non pas d'une inflammation osseuse ou intra-thoracique, mais d'une inflammation du sein primitivement aiguë. Il en est cependant qui naissent spontanément et présentent d'emblée ce caractère. Nous les décrirons sous le nom d'*abcès chroniques*, qui nous semble convenir beaucoup mieux que celui d'abcès froids idiopathiques que leur donne Velpeau, parce que, tout en constatant la durée qui peut être très-longue de la maladie, il permet de la distinguer par une appellation simple, d'une affection qui n'a de commun avec elle que la durée et dont la cause, la marche, et le contenu purulent diffèrent d'une manière sensible.

ÉTIOLOGIE

Les causes des abcès chroniques sont assez variées : les unes (constitution, sexe et âge) sont prédisposantes et les autres occasionnelles.

Constitution. — L'état général de la constitution paraît assez peu influer sur leur développement. A la vérité, selon Astley Cooper, il y aurait bien quelque vice général, quelque altération de sécrétion ; mais, d'après Velpeau (1), on les observe chez des femmes habituellement bien portantes, d'une constitution assez robuste, et qui ne paraît nullement détériorée.

Sexe. — Restant toute la vie à l'état rudimentaire, la mamelle de l'homme n'est que rarement atteinte de maladies inflammatoires. Cependant les contusions, les violences extérieures peuvent, comme chez la femme, y provoquer des abcès. Mais le tissu mammaire de l'homme est si dense, la glande a si peu d'épaisseur, que les abcès ne peuvent guère se former qu'entre la poitrine et le sein ou dans la couche sous-cutanée. De plus, les abcès chroniques de l'homme n'acquièrent jamais un grand développement, et ont une marche plus lente que ceux de la femme.

Age. — C'est de 20 à 40 ans que l'abcès du sein se montre le plus fréquemment, et cela tient évidemment à ce que c'est à cette période de la vie, que la glande mammaire entre le plus souvent en activité.

Les causes occasionnelles les plus nombreuses sont les suites de couches, surtout quand la femme allaite son enfant. Viennent ensuite, par ordre décroissant de fréquence : les contusions, l'eczéma, le refroidissement et enfin la grossesse. Il est inutile d'ajouter que plusieurs de ces causes peuvent être réunies.

Comme on le voit par ce rapide exposé, l'étiologie des abcès chroniques est la même que celle des abcès phlegmoneux ; et l'on en conçoit facilement la raison, si l'on songe que, bien qu'ils puissent être quelquefois primitivement chroniques, ceux-là s'observent plus souvent à la suite des inflammations aiguës de la mamelle.

(1) Velpeau, Traité des maladies du sein (2ᵉ édition), p. 135.

Bardy. 2

SYMPTOMES ET MARCHE

C'est ordinairement à la base du sein, dans l'épaisseur même de la glande mammaire et le plus fréquemment dans les tissus sous-mammaires, que se développent les abcès chroniques (1). Aussi, en raison de cette situation profonde, certains symptômes locaux sont assez difficiles à déterminer. Souvent le début échappe à l'observation, tant il a déterminé peu de chaleur, de rougeur et de douleur. Dans ce cas, l'abcès chronique peut persister pendant un temps assez long, sans présenter de symptômes autres que de la tuméfaction et une certaine pesanteur du sein, jusqu'à ce qu'un jour une cause quelconque attire l'attention sur la partie malade.

Quelquefois l'inflammation, après avoir offert une marche aiguë, diminue peu à peu et semble se résoudre. Cependant il reste dans la partie primitivement affectée, un engorgement indolent. La tuméfaction, au lieu de diminuer, fait des progrès lents mais continuels, de telle sorte que l'abcès peut se développer sans qu'aucun symptôme ne vienne dévoiler sa présence. Il peut séjourner plusieurs mois et même plusieurs années sans déterminer de troubles notables dans les fonctions, et sans faire naître d'autre gène que celle qui résulte de l'augmentation de volume du sein. Il n'y a aucune atteinte portée à la constitution générale, et la maladie tend à conserver indéfiniment la bénignité présente. La douleur s'était bientôt éteinte et les malades se trouvant mieux à partir de là, avaient cessé de se préoccuper de leur sein.

Dans d'autres cas, il peut se produire dans la mamelle de légères poussées inflammatoires successives, séparées

(1) Cornet. Des abcès de la mamelle, thèse de Paris, 1843.

les unes des autres par des intervalles de temps plus ou moins longs. Dans ces moments, des exacerbations douloureuses, quelquefois accompagnées d'un léger état fébrile, viennent attester la nature inflammatoire de la maladie.

Ainsi, souvent la tumeur est peu douloureuse ou complétement indolore, mais il n'en est pas toujours de même. Certains malades présentent des élancements presque continuels et une douleur qui peut leur faire redouter une maladie plus grave.

La coloration de la peau est aussi, dans bien des cas, sujette à varier. Généralement la couleur du sein est normale : cela tient surtout à la profondeur de l'abcès. Mais la peau peut présenter une teinte rosée ou même rouge, quand il est superficiel, ou quand étant profond, il est le siége d'une poussée inflammatoire. La peau peut donc présenter divers degrés de coloration. On voit aussi quelquefois, comme conséquence de la gêne de la circulation profonde, des veines bleuâtres et gonflées sillonner la surface du sein.

La mamelle est volumineuse; *à la palpation*, on sent qu'elle est plus ou moins bosselée, plus dure et moins élastique que dans l'état naturel. La masse est mobile et cependant les téguments semblent collés sur elle.

La main sent rarement une augmentation de chaleur, cependant on ne saurait affirmer que ce symptôme manque la plupart du temps ; le lieu où se produit l'abcès chronique permet de se rendre compte de la manière d'être de ce symptôme. Il n'en est pas de même de la douleur que produit la pression de la main. Il arrive souvent que cette douleur, très-intense au moment où l'on palpe la région malade, fait pousser des cris au patient. Mais ce n'est là aussi qu'un symptôme infidèle, et ce n'est qu'en considérant l'ensemble de tous ces phénomènes morbides, que l'on peut tirer un diagnostic rationnel.

La fluctuation n'est pas davantage un symptôme constant,

ou, du moins, lorsqu'on parvient à la percevoir, n'est-ce, le plus ordinairement que d'une manière douteuse, et dans un point seulement de l'étendue de la tumeur (1). Dans les autres parties, les parois de l'abcès offrent une consistance très-grande, comme *squirrheuse* : ces parois ne sont pas lisses, et elles présentent de nombreuses bosselures. A. Bérard (2) pense que l'on peut attribuer cette dureté et cette inégalité à la présence de la glande mammaire qui se trouve étalée, distendue, et qui forme la paroi superficielle de l'abcès, le pus, sécrété dans l'épaisseur de la glande ou derrière sa face profonde, ayant peu à peu fait subir à l'organe ces modifications.

Il résulte de là que, si la collection purulente n'est pas très-étendue, si elle est recouverte par la mamelle entière, elle n'offrira aucune fluctuation; que si la mamelle est amincie uniformément, la fluctuation sera obscure ; que si l'amincissement est très-avancé dans un point et peu dans les autres, il y aura une fluctuation évidente, mais très-circonscrite, le reste de la tumeur conservant une grande dureté ; que dans les cas enfin où la collection est devenue sous-cutanée, dans ceux où elle déborde la circonférence de la mamelle, la fluctuation sera alors très-facile à percevoir dans une grande étendue de la tumeur.

L'engorgement des ganglions lymphatiques de l'aisselle est une conséquence assez rare de l'abcès chronique du sein. Il a été observé par Astley Cooper, qui rapporte que dans un cas cet engorgement se dissipa complètement, dès que l'abcès fut guéri.

La quantité de pus que l'on trouve dans les abcès chroniques est sujette à varier dans des proportions considérables. On en a trouvé depuis la quantité la plus minime jusqu'à un

(1) Le sein semble reposer sur une éponge, quand on le comprime d'avant en arrière (Trousseau).

(2) Bérard. Diagnostic différentiel des tumeurs de la mamelle. (Thèse de concours, 1842.)

litre et même davantage. Mais son aspect est encore sujet à de plus grandes variations, de même que sa consistance. Tantôt on le trouve séreux, tantôt bien lié, d'autres fois très-épais et comme caséeux.

Dans un cas, cité par Velpeau, il renfermait une assez grande quantité de matières granuleuses, ayant tous les caractères des concrétions qui s'écoulent des abcès scrofuleux.

C'est en se basant sur la présence d'une semblable matière, que ce professeur a établi une espèce particulière d'abcès froid, sous le nom d'abcès tuberculeux. Mais on ne peut nier qu'il se trouve des cas où un pus analogue s'échappe d'un véritable abcès chronique.

On a remarqué aussi quelquefois que du lait se trouvait mélangé au pus (1). Il est tout naturel qu'à la suite des abcès chroniques qui ont débuté dans les conduits galactophores ou dans les acini de la glande ou qui ont communiqué avec eux, on puisse trouver ce mélange.

La mamelle qui se trouve être le siége d'un abcès chronique continue à sécréter du lait, mais il semble que la quantité en soit diminuée. En tous cas, la nourrice qui sait avoir une tumeur à cet endroit et qui souvent éprouve de la douleur lorsque l'enfant prend le sein malade, présente toujours de préférence l'autre sein à son nourrisson.

L'état général n'offre que rarement des troubles notables. Si l'abcès chronique succède à un état aigu, s'il y a de la fièvre, elle diminue et tombe bientôt complètement. Si l'abcès est d'emblée chronique, le mouvement fébrile fait presque toujours défaut. Les diverses fonctions de l'économie ont peu à souffrir d'une lésion qui provoque une si faible réaction, et ce n'est qu'à la fin de la maladie, quand parfois il se produit un travail inflammatoire pour éliminer le pus enkysté, qu'une véritable fièvre se montre avec les

(1) Dans les abcès canaliculaires, en dehors de la lactation, sortie du pus par le mamelon ; pendant la lactation, sortie du pus mélangé de lait.

symptômes généraux qui la caractérisent. Mais la longue durée de la maladie et la suppuration quelque abondante qu'elle puisse être, ne peuvent jamais porter atteinte d'une façon notable à l'état général de la malade.

Nous allons placer ici quelques observations qui mettront en relief les différents symptômes que nous venons de décrire, les causes des abcès chroniques, et feront saisir, d'un coup d'œil, la marche de cette affection.

Obs. I. (Recueillie dans le service de M. le professeur Dolbeau, à l'hôpital Beaujon.) — Abcès chronique postmammaire du sein droit développé pendant la lactation.

Augustine Magnan, femme Geber, âgée de 26 ans, blanchisseuse, est forte et présente l'aspect d'une bonne santé habituelle ; jamais de maladies graves antérieurement ; a eu cinq enfants : le troisième et le dernier sont seuls vivants.

Cette femme est accouchée pour la dernière fois le 5 novembre 1874. Elle a allaité son enfant et ne l'a sevré que quelques jours avant son entrée à l'hôpital.

Elle raconte que vers le mois de juillet 1875, elle commença à avoir des gerçures du mamelon droit ; trois semaines plus tard, vers le mois d'août, il se développa, sur le côté externe du sein droit, une tumeur, grosse comme une noix, douloureuse, roulant sous la peau, qui grossit peu à peu et envahit bientôt tout le sein, à tel point qu'il était impossible de retrouver la grosseur qui avait été le point de départ de l'affection. C'est alors que la malade, après avoir sevré son enfant, s'est décidée à entrer à l'hôpital.

18 *septembre.* — A son entrée, c'est-à-dire deux mois environ après l'apparition de la grosseur, on constate une tuméfaction du sein droit, qui est dur, empâté surtout à la partie supérieure et externe. On ne sent pas de tumeur nettement limitée ; le sein est plus saillant que celui du côté gauche, il est comme refoulé en avant ; la peau présente sa coloration normale, elle ne glisse pas sur les tissus sous-jacents et garde l'empreinte des doigts. La malade ressent par moment des élancements dans le sein ; la pression provoque des douleurs très-vives. Pas de ganglions axillaires — inappétence — soif.

— M. Anger, qui remplaçait alors M. Dolbeau, prescrit des cataplasmes, puis la compression avec de la ouate.

6 *octobre.* — La tuméfaction du sein, l'œdème de la peau sont plus

prononcés ; la pression, au niveau de la partie externe et supérieure du sein, provoque une douleur très-vive ; on constate une fluctuation profonde, obscure, en fixant d'une main le sein à la base, tandis qu'avec les doigts de l'autre main, on refoule toute la masse de la tumeur vers la paroi thoracique. Légère coloration rosée de la peau ; frissons erratiques.

Ouverture de l'abcès : Incision couche par couche, longue de 5 centimètres, située sur le côté externe du sein et dans un sens à peu près parallèle à la ligne axillaire. La peau étant incisée, le chirurgien va avec ses doigts à la recherche du foyer purulent, qu'il ouvre largement en divisant les tissus avec l'extrémité de l'index. Dès que le doigt a pénétré dans le foyer, il sort un jet volumineux de pus, qui est projeté assez loin. Cataplasmes sur le sein matin et soir ; injection avec de l'eau alcoolisée dans le foyer de l'abcès.

Le 8 . Pour faciliter l'écoulement du pus, on place dans le foyer deux tubes en caoutchouc accolés et fixés par un fil autour de la poitrine.

Le 11. Frisson violent avec tremblement des membres, céphalalgie. Température le soir : 39º,8.

Le 12. Température matin : 38º,0. Rougeur érysipélateuse du sein. Sulfate de quinine : 0,50 centigrammes, café, sirop de groseille. Température soir : 39º,2.

Le 13. Temp. le matin : 38º,4, prostration. sueurs profuses. La rougeur a envahi le dos. Potion avec :

> Extrait de quinquina . . . . .   2 grammes
> Teinture de cannelle . . . . .   6 gr.
> Vin de Bordeaux . . . . 150 gr.

Supprimer le sulfate de quinine. Soir : 39º.

Le 15. Matin : 37º,4. Mieux. La rougeur a diminué et ne s'est pas étendue. Soir : 38º,2.

Le 17. Va bien. Commence à manger un peu de poulet.

Le 19. On enlève les tubes de caoutchouc.

Le 26. La plaie résultant de l'incision est cicatrisée ; il reste un trajet fistuleux, large comme une plume d'oie pénétrant à deux ou ou trois centimètres. Pansement avec une mèche.

16 *novembre.* Même trajet fistuleux. Injections iodées.

Le 20. La cicatrice est déprimée ; au fond de cette dépression, on trouve un orifice fistuleux ; le stylet fait reconnaître l'existence d'un

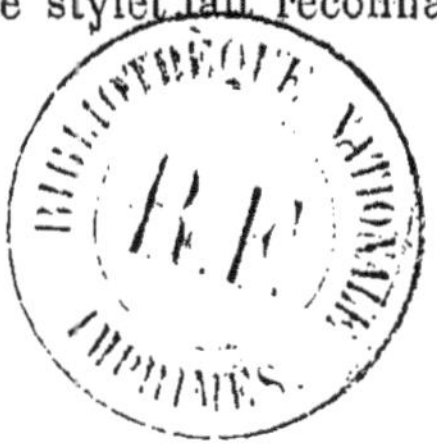

trajet pénétrant dans le sein à une petite profondeur. Autour de ce trajet, le tissu de la glande est dur.

3 *décembre.* Cicatrisation complète. L'induration persiste sans limite précise. Exeat.

La maladie est due ici à des gerçures du sein développées pendant la lactation.

La tumeur a d'abord été pendant un certain temps très-petite et roulant sous le doigt, puis elle a assez rapidement augmenté de telle sorte que le sein tout entier était proéminent. La raison de cette proéminence, que l'on retrouvera dans tous les abcès sous-mammaires, dans lesquels la quantité de pus est assez considérable, est que la collection purulente se trouvait située derrière la glande mammaire et repoussait en avant la totalité de celle-ci. Il en résulta aussi que la fluctuation resta longtemps obscure et qu'il fallut la rechercher avec une attention soutenue pour parvenir à la percevoir d'une manière sensible. On fut obligé, en effet, d'avoir recours à un procédé particulier recommandé par A. Bérard (1), dans ces cas de fluctuation douteuse, qui consiste à embrasser d'une main la tumeur par sa base, de façon à la fixer solidement, tandis que l'autre main, refoulant toute la masse de la tumeur contre la paroi thoracique, put sentir qu'une masse liquide était interposée et déterminait une sensation assez obscure de fluctuation.

Notons aussi qu'un érysipèle vient compliquer le traitement de la maladie, et retarder la guérison.

La douleur chez cette malade fut constante, et parfois même très-vive, soit qu'elle se produisît d'elle-même, soit qu'elle fût provoquée par la pression; voici une autre observation où ce phénomène manque presque complètement.

(1) A. Bérard, loco citato.

Obs. II. (Recueillie dans la clientèle privée.) — Abcès chronique du sein gauche, produit par le froid pendant la lactation. Incision.

Une jeune dame de 24 ans, blonde, de bonne constitution, nouvellement mariée, était allée faire ses premières couches dans sa famille. Elle accoucha le 5 septembre 1875 d'une fille née, selon le médecin accoucheur, vingt jours avant terme, mais cependant bien constituée. L'accouchement et ses suites ne présentèrent rien d'anormal et un mois après madame X. se disposa à rejoindre son mari. Pendant le voyage, elle allaita son enfant près de la portière du wagon et prétendit avoir eu froid. Deux jours après, elle ressentit des douleurs dans les deux seins, douleurs s'exaspérant par la pression ; mais à la palpation et à la vue, les seins n'offraient rien d'anormal. Cet état dura quelques jours, pendant lesquels néanmoins elle allaita son enfant.

Vers le 10e jour, les douleurs du sein droit disparurent complètement. Le sein gauche devint au contraire plus malade, ce qui lui permit de donner le sein droit à son enfant.

14 *octobre*. Le docteur R. constata une légère tuméfaction de la mamelle gauche, mal délimitée et située à la partie externe et inférieure ; la coloration de la peau est normale. Cet état dura jusqu'à la fin de décembre sans présenter d'amélioration. Quelques cataplasmes, de la ouate, et un régime léger avaient seuls été employés.

27 *décembre*. Surpris de la longue durée de la maladie, le docteur R. se livra à un nouvel examen de la partie malade. Le sein était toujours douloureux, la coloration de la peau restait normale, le volume du sein n'avait pas beaucoup augmenté. Il sentait une tumeur profonde, assez résistante, sans limites précises ; cependant il crut percevoir au centre de cette tumeur un peu de fluctuation. Ce n'est qu'après plusieurs jours d'hésitation, qu'il se décida à porter le bistouri dans la tumeur.

L'incision fut faite le 1er *janvier* 1876. Il en sortit un pus épais, grumeleux et en quantité assez notable, qui put être évaluée à 4 o 5 cuillerées. L'abcès était situé profondément dans la glande mammaire ; les parois étaient épaissies et indurées, ce qui rend compte de la difficulté qu'on éprouva à sentir la fluctuation. Après avoir lavé la plaie avec de l'eau alcoolisée, une mèche de charpie y est introduite. — Cataplasme.

Un léger frisson le soir et un peu de fièvre pendant trois jours.

La suppuration se fit assez abondamment ; la mèche fut retirée vers le milieu du mois et la malade guérit à la fin de janvier.

Nous ferons remarquer qu'ici l'action directe du froid sur le sein produisit d'abord un engorgement laiteux des deux mamelles. Le sein droit guérit rapidement, mais le sein gauche devint bientôt le siége d'un abcès chronique qui rendit très-obscurs la marche et le diagnostic de la maladie.

Citons encore un exemple d'abcès chronique survenu à la suite d'engorgement laiteux, mais dont la cause n'est pas indiquée.

Obs. III. (Observation 51 de Velpeau. Traité des maladies du sein, p. 130.) — Abcès laiteux depuis trois mois. Ponction.

Gay, 18 ans, couturière, d'une bonne santé, quoique d'une constitution délicate, est mariée depuis 18 mois et accouchée depuis 6 mois. L'accouchement n'a pas été laborieux ; son enfant est bien portant. Ses règles viennent bien, ses seins sont peu volumineux, un peu flasques. Elle a nourri pendant les trois mois qui ont suivi ses couches. Quinze jours avant de sevrer elle remarque une grosseur au sein droit, avec un peu de rougeur, mais sans douleur notable, si ce n'est de légers élancements qui ont disparu sous l'influence de cataplasmes émollients.

23 *juillet* 1847. La malade n'a pas maigri ; elle ne tousse pas, ne sent aucune douleur à la poitrine, n'a pas reçu de coups sur le sein.

La tumeur est *bosselée*, *fluctuante* ; la fluctuation superficielle sur quelques points, est profonde dans d'autres.

Le 26. On fait une ponction avec un petit trocart ; il en est sorti du pus, dans lequel on reconnaît du lait, la valeur d'un quart de verre.

Le 31. On incise avec le bistouri, et l'on panse pendant quelques jours avec des mèches et des cataplasmes.

2 *août*. On a supprimé les mèches ; injections d'eau de guimauve ; cataplasmes.

Le 5. La malade est guérie ; elle sort le 8 ; il restait un noyau encore assez dur.

Dans l'observation qui précède, l'engorgement laiteux causa la rétention d'une certaine quantité de lait dans un conduit galactophore où il détermina un abcès chronique.

Voici deux observations dans lesquelles la durée de l'abcès fut plus longue, et qui se trouvent relatées dans Velpeau.

OBS. IV. (Observation 50 de Velpeau, loco citato, p. 129.) — Abcès chronique succédant à une tumeur datant de quatre ans ; deux incisions ; nouvel abcès. — Guérison.

Laplace, 69 ans, couturière, robuste, a eu dix enfants et cinq fausses couches. Jamais à la suite de ses nombreux accouchements, elle n'a eu de mal aux seins. Il y a environ dix ans, elle s'aperçut, dit-elle, d'une petite tumeur, non douloureuse, qui roulait sous le doigt et changeait de place à volonté ; cette grosseur, peu considérable, occupait une très-petite portion de la glande, au-dessous et en dehors du mamelon.

Elle resta stationnaire pendant près de quatre ans. Depuis un an à peu près, elle a augmenté de volume sans devenir douloureuse ; il y a trois semaines, il s'y est formé un abcès. Aussitôt après, des ulcères qui, depuis quelque temps, avaient envahi les jambes, se séchèrent comme par enchantement

Aujourd'hui, le sein droit est tuméfié, rouge ; la peau en est tendue, bosselée. Si l'on presse le centre de la tumeur perpendiculairement, on ne sent pas la résistance ligneuse et dure du squirrhe, mais bien une fluctuation évidente qui paraît profonde et étendue.

21 janvier. — On ouvre l'abcès sur deux points. Un premier coup de bistouri en-dessous, de dehors en dedans et de droite à gauche, le second presque perpendiculaire et dirigé un peu de gauche à droite, donnent issue à un liquide rougeâtre, abondant, sanieux, semi-purulent, mêlé de flocons pâles et décomposés. Les parois du kyste sont épaisses, lardacées. Cataplasmes.

3 février. — Etat satisfaisant ; cependant, un nouvel abcès, formé en dedans du premier, est incisé largement : il en sort un liquide entièrement analogue à celui de l'autre. Pansement simple, charpie dans la plaie, cataplasmes.

Le kyste se déterge de jour en jour, on continue le même pansement jusqu'au 28 février.

1er mars. — On applique sur les plaies qui se cicatrisent une plaque d'onguent de la mère.

Le 11. — La malade sort guérie.

Obs. V. (Observation 53 de Velpeau, loc. cit., p. 131.) — Abcès chronique au-dessus de la mamelle gauche. — Ouverture avec le bistouri.

Lejeune, 23 ans, coloriste, d'un tempérament sanguin et d'une constitution robuste, vient réclamer les secours de la chirurgie pour une tumeur considérable qu'elle porte depuis 9 mois au-dessus de la mamelle gauche.

Il y a plus d'un an qu'elle est accouchée de son premier enfant ; ses couches ont été très-heureuses, la délivrance aussi ; la montée du lait s'est bien faite ; les mamelles sont devenues énormes, et, cependant, la fièvre a été à peu près nulle.

La sécrétion laiteuse a cessé avec facilité au bout de cinq ou six semaines.

Cependant, une douleur s'était manifestée dans un point très-circonscrit au-dessus de la mamelle gauche, mais elle ne se développait que par là pression, et c'est en faisant sa toilette que la malade s'en était aperçue pour la première fois.

Pendant les trois premiers mois de sa grossesse, elle éprouvait une gêne considérable dans les mouvements de la poitrine, Ainsi, l'éternument, la toux et les inspirations profondes étaient rendus presque impossibles, tant était pénible le point de côté qui se manifestait.

La jeune femme ne crachait presque pas. Après l'accouchement, cette gêne diminua notablement sans cesser tout à fait.

Trois mois s'étaient à peine écoulés depuis la délivrance, qu'une petite bosse se montra dans le point indiqué.

Alors, la pression ne développait plus aucune douleur ; la malade pouvait éternuer avec facilité. La tumeur grossit d'abord lentement : mais, sur ces entrefaites, la jeune femme redevint enceinte ; et, depuis ce moment (cinq mois), la bosse a considérablement augmenté, Aujourd'hui, elle se présente avec les caractères suivants :

Uniformément arrondie, elle peut avoir le volume de la tête d'un nouveau-né.

Mesurée dans le sens vertical, elle donne, en suivant la convexité, 14 centimètres.

Elle confine, en bas et en dedans, à la mamelle gauche ; en haut, elle arrive à peu près à la clavicule ; en dehors, elle atteint le moignon de l'épaule et dépasse un peu le bord axillaire.

La fluctuation y est manifeste et donne l'idée d'une matière très-liquide.

La peau mobile sur la tumeur est très-mince ; en la déplaçant légèrement, on reconnaît que le kyste est développé dans l'épaisseur du tissu cellulaire sous-cutané.

Au reste, la tumeur n'est pas rouge ; elle n'est pas plus chaude que les parties voisines et ne présente ni douleurs spontanées ni douleurs provoquées par la pression.

La surface présente seulement quelques légères arborisations, quelques houppes veineuses qui ont leur siége dans le derme lui-même.

18 juin. — Ouverture de ce kyste avec un bistouri droit, de dedans en dehors, c'est-à-dire de l'intérieur vers l'extérieur, dans une étendue de 3 centimètres environ.

Il s'en échappe un flot de matière puriforme, claire, d'un jaune légèrement verdâtre, entremêlé de grumeaux et de caillots, dont quelques-uns, très-volumineux, présentent la teinte, et qu'on peut prendre, à leur aspect, soit pour de fausses membranes molles, soit plutôt pour du caséum. Le doigt promené dans la caverne arrive non loin du sternum, mais il ne reconnaît pas de surface osseuse dénudée.

Le chirurgien rencontre une bride lardacée, qu'il coupe et lui permet d'aller plus loin, sans trouver autre chose qu'une surface rugueuse, mais non un os ou un cartilage à nu.

21. — La suppuration est de bonne nature et très-abondante.

24. — La malade demande à retourner dans son ménage et revient annoncer sa guérison au bout d'un mois.

Astley Cooper, qui, l'un des premiers, parle de cette affection, rapporte deux observations d'abcès chroniques du sein, qui avaient été considérés comme des tumeurs malignes et dont un examen attentif et la ponction, pratiquée par ce grand chirurgien, révélèrent la nature.

Obs. VI. (Observation 449 de A. Cooper. OEuvres chirurgicales, trad. franç. de Chassaignac et Richelot, p. 508.)

On m'adressa, du comté de Sussex, une femme qui portait au sein une tumeur, dont on me priait de faire l'extirpation. Ayant examiné la malade avec soin, je reconnus de la fluctuation au centre de la tumeur. Autour du point fluctuant, les tissus avaient contracté un état d'induration, tandis que la partie centrale de la tumeur était douloureuse à la pression des doigts. J'y pratiquai une ponction exploratrice qui donna issue à une quantité assez grande de pus.

Obs. VII. (Observation 450 de A. Cooper, loc. cit.)

On me pria d'examiner une malade qui était venue à la consultation de Guy's-Hospital. Le sein de cette femme présentait une tumeur, au centre de laquelle on percevait de la fluctuation. La tumeur datait de quelques mois. Une ouverture pratiquée avec la lancette donna issue à une grande quantité de pus. Je me décidai à la ponction, bien qu'il n'existât dans ce cas aucune coloration anormale de la peau du sein et bien que la tumeur eût plusieurs mois d'existence. Ce qui me fit reconnaître l'existence de la collection purulente, ce fut la fluctuation, ainsi que la douleur, que faisait éprouver à la malade une pression trop légère pour causer de la douleur dans le cas où le liquide épanché aurait été de nature séreuse.

Notons encore cet exemple pris sur une femme enceinte, et rapporté par Velpeau.

Obs. VIII. (Observation 56 de Velpeau, loc. cit.) — Abcès chronique du sein développé pendant la grossesse. Incision.

Une femme, âgée de 26 ans, forte, quoique un peu lymphatique, avait offert quelques symptômes d'inflammation du sein gauche dès le second mois de sa grossesse ; la douleur, les accidents généraux étant restés obscurs, la malade, forcée d'ailleurs de voyager sans cesse, s'en était à peine occupée. Son sein était triplé de volume, et elle se trouvait au neuvième mois de la gestation ; l'absence de rougeur, d'empâtement, de douleur, n'empêcha pas de croire à une suppuration sourde et profonde, indiquée au surplus par une fluctuation évidente. Cet abcès, que je crus devoir fendre largement, avait son siége dans la mamelle et contenait près d'un litre de pus.

DIAGNOSTIC

La fréquence des tumeurs du sein, la similitude apparente de quelques-unes d'entre elles, tandis que par leur nature et leur gravité, elles diffèrent essentiellement les unes des autres, donnent à l'étude du diagnostic différentiel de ces tumeurs, une grande importance.

Au premier abord, et en s'en tenant à la lecture des descriptions données par les auteurs, on pourrait croire que rien n'est plus facile à établir que le diagnostic des tumeurs du sein. En voyant un groupe de symptômes clairs assignés à chacune d'elles, on se figure qu'il est impossible de les confondre ; mais il n'en est plus de même, quand on arrive à la pratique. Ici le nom, la nature du mal ne se trouvent point exprimés d'avance, comme ils le sont en tête de chaque chapitre de l'ouvrage ; c'est une tumeur cachée sous la peau et plus ou moins profondément située dans l'épaisseur de la mamelle, qu'il s'agit de rattacher à l'une des espèces décrites par l'auteur. Astley Cooper, qui a vivement senti combien il importe de distinguer les tumeurs bénignes du sein de celles qui doivent avoir une marche funeste, ne s'est point dissimulé les difficultés d'un semblable problème : « Je suis tout à fait pénétré de la tâche que je m'impose, et je suis prêt à reconnaître que j'ai souvent commis des erreurs dans le diagnostic des maladies du sein. Mais si de pareilles erreurs peuvent être commises par celui qui possède une vaste expérience pratique, et qui a en outre la conscience de n'avoir jamais mis d'indifférence, ni d'inattention dans l'examen des cas qui se sont présentés à lui, combien doivent-elles arriver plus fréquemment à ceux qui n'ont point recherché attentivement la nature des maladies, tant en s'aidant de l'examen anatomico-pathologique, qu'en faisant l'étude comparée des

observations anatomiques et des caractères extérieurs que
ces lésions présentent pendant la vie. » (1).

On le voit donc, pour parvenir à la solution d'une ques-
tion aussi difficile que celle du diagnostic différentiel des
tumeurs du sein, le chirurgien devrait unir à une expérience très-vaste, une connaissance consommée des causes,
de la marche, des symptômes de chacune de ces maladies
il devrait enfin conserver autant que possible, le souvenir
des erreurs dans lesquelles sont tombés ses devanciers. De
toutes les tumeurs du sein, c'est avec le cancer que l'abcès
chronique a été le plus souvent confondu. De semblables
méprises ont été le fait de chirurgiens les plus éminents
Dans un cas pareil, soigné par sir Benjamin Brodie et sir
A. Cooper, la nature du mal ayant été méconnue, on a
amputé la mamelle (2). Dupuytren, lui-même, amputa un
de ces abcès chroniques pour une tumeur squirrheuse
quoique son siége ne fût pas bien profond. Roux, dans un
discours qu'il a prononcé à l'Académie de médecine, s'ex-
prime ainsi : « Les embarras, les difficultés, les erreurs
possibles dans le diagnostic des maladies du sein, des
tumeurs de toute sorte dont cet organe est si souvent le
siége, ne se bornent pas aux tumeurs qui se présentent
sous certaines formes, ou qui appartiennent à diverses
catégories. On peut les éprouver ces embarras, ces difficultés, on peut les commettre ces erreurs, dans des cas qui
semblent le moins s'y prêter. Quels aveux utiles le chirurgien n'aurait-il pas à faire! Il y a trois ou quatre ans, j'ai
porté l'instrument sur une tumeur assez volumineuse du
sein, que je croyais bien être une tumeur au moins solide
peut-être même squirrheuse; c'était un abcès chronique

(1) A. Cooper. Loc. cit.
(2) Provinc. med. and surg. Journ., 26 févr. 1842.

enkysté : la paroi du kyste avait une grande épaisseur, et la tumeur offrait une résistance considérable. » (1)

Un cas semblable s'est présenté à M. Marjolin et à Laugier. La tumeur offrait tous les caractères d'un squirrhe et l'ablation en avait paru nécessaire. Laugier explorant de nouveau la tumeur, crut y reconnaître une fluctuation profonde ; il y fit une ponction exploratrice : le pus en sortit aussitôt. L'ouverture fut agrandie et la guérison ne tarda pas à être complète. C'était un abcès chronique (2).

Nous pourrions citer bien d'autres faits analogues, puisés en dehors des hôpitaux, et commis par des praticiens distingués ; mais nous nous bornerons à rapporter encore deux observations recueillies par Velpeau et dont les détails ne seront pas dépourvus d'intérêt.

Obs. IX. (Observation 54 de Velpeau, loc. cit.)

La femme Collier, âgée de 52 ans, lingère, habituellement bien portante, reçut, en février 1823, un coup sur le sein droit. Au bout de 6 mois, elle remarqua dans cet endroit une bosselure, du volume d'une noix. Des sangsues, appliquées deux fois sur le mal, parurent faire augmenter le volume de la tumeur. Des frictions mercurielles, employées pendant quelques semaines, restèrent aussi sans succès. Entrée à l'hôpital de la Charité le 8 avril 1824, cette femme avait le sein aussi volumineux que la tête d'un enfant à terme. La surface en était légèrement bosselée, sans que la peau parût avoir souffert. Il était globuleux ou légèrement pyramidal. Jamais il n'avait été le siége de douleurs vives ; plusieurs de ces bosselures, cédant sous le doigt, donnaient l'idée d'une tumeur encéphaloïde.

L'amputation de la tumeur fut décidée pour le 10. Deux incisions courbes furent amenées du devant de l'aisselle près du sternum, en circonscrivant un ellipse assez large de téguments. La tumeur était déjà disséquée à plus de moitié lorsque le chirurgien, la saisissant des doigts, pour l'attirer à lui, et la renverser de haut en bas, en déchira le fond. On en vit sortir alors près d'un demi-litre de matière

(1) Bulletin de l'Acad. de méd., t. IX, p. 391.
(2) Dictionn. de médecine, art. *Mamelle* ; t. XVII, p. 353.

Bardy.3

purulente, épaisse, grise ou rougeâtre, contenant un grand nombre de masses de grumeaux, qu'on put prendre un instant pour de la substance encéphaloïde, mais qui n'était en réalité que du pus concret ou de la matière caséeuse à des degrés variés de consistance et diversement colorée.

Cet incident rendit l'opération pénible et pour la femme et pour le chirurgien. Continuant de croire à une dégénérescence, on voulut enlever tous les tissus dont l'aspect parut douteux. Comme il était difficile de reconnaître la ligne de démarcation qui séparait le foyer pathologique des parties saines, comme ce foyer avait fusé du côté de l'aisselle, il fallut aller très-loin et ouvrir un certain nombre de vaisseaux assez volumineux.

On rapprocha modérément les lèvres de la plaie ; la fièvre traumatique et les douleurs restèrent vives pendant trois jours. La suppuration devint abondante à partir du 14 et ne commença à diminuer que le 22. Une contre-ouverture devint nécessaire en bas et en dehors, à cause de la stagnation du pus. Il en fallut une seconde quelques jours plus tard, et finalement la malade se trouva guérie vers le milieu de juillet, après avoir été tourmentée longtemps d'un engorgement du bras, qui ne se dissipa qu'en août.

Obs. X. (Observ. 57 de Velpeau, loc. cit.)

Une femme, déjà avancée en âge, avait au sein droit une tumeur plus grosse que le poing, développée insensiblement, sans cause connue, et qui ressemblait tellement à une masse encéphaloïde, que je suis resté longtemps dans le doute à ce sujet. Bosselée, rougeâtre, violacée, arborescente sur quelques points, siége de quelques douleurs sourdes et d'élancements, cette tumeur donnait au doigt la sensation d'une masse fongueuse plutôt que fluctuante ; cependant comme l'une de ses bosselures contenait évidemment une assez grande quantité de liquide, je crus devoir la fendre et la vider, avant de songer à l'extirpation du mal tout entier. Le liquide qu'elle contenait était très-fluide, plutôt séreux, que lactescent ou crémeux ; des grumeaux de matières grisâtres, de fibrine ou d'albumine, furent retirés en grande quantité du foyer, dont les parois étaient d'ailleurs très-épaisses. Même alors la nature de la lésion parut si incertaine, que je continuai à craindre l'existence d'un kyste encéphaloïde, sans oser renoncer néanmoins à l'idée d'un abcès chronique. Après quelques jours d'hésitation, je pris le parti de mettre complètement à nu le fond du foyer par deux larges incisions et de le panser à plat. Des cataplasmes de farine de lin, ajoutés au pansement ordinaire, continués pendant trois semaines, amenèrent la détersion de toute la plaie telle que la guérison definitive parut dès lors en être possible ; elle fut effectivement complète au bout de six semaines.

Ayant aussi soigneusement que possible décrit les symptômes des inflammations et des abcès chroniques, nous n'aurons besoin de les différencier que des tumeurs qui s'en rapprochent le plus et avec lesquelles ils ont été le plus souvent confondus. Nous passerons donc ces maladies en revue, faisant ressortir ce que chacune d'elles fournit de particulier pour le diagnostic différentiel des abcès chroniques du sein.

§ 1. — *Engorgement physiologique.* — A l'époque de la puberté, aux approches de chaque époque menstruelle, les seins prennent un accroissement rapide, accompagné parfois de chaleur, tension, picotement et même douleurs assez vives. Le gonflement porte à la fois sur les deux mamelles. Les circonstances au milieu desquelles il se développe et la rapidite de son processus, ne laissent aucun doute sur sa nature.

§ 2. *Engorgement pathologique.* — Le gonflement, que l'on observe dans quelques cas de suppression brusque du flux menstruel, peut être rapproché du précédent. Le sein peut acquérir des dimensions considérables ; ce gonflement est, en général, subit : dans l'espace d'une nuit, les seins sont le double ou le triple de ce qu'ils étaient la veille. Cet état persiste tant que le flux menstruel reste suspendu.

§ 3. *Inflammations et abcès aigus.* — Ils diffèrent de la totalité des tumeurs de la mamelle par la marche aiguë qu'ils présentent.

§ 4. *Induration sénile.* — On ne peut pas la confondre avec l'abcès chronique, parce qu'elle occupe à la fois les deux glandes, et que les lobules indurés ne sont pas confondus dans une masse commune.

§ 5. *Épanchement sanguin.* — Ancien, il pourrait être confondu avec l'abcès chronique. Il y a, en effet, indolence de la tumeur, état à peu près stationnaire, ou du moins marche fort lente, pas d'altération de la peau, fluctuation plus ou moins évidente. L'origine de la tumeur fournira parfois les moyens de la distinguer. Née spontanément, il est douteux que ce soit une bosse sanguine. Quand, au contraire, la malade la rapporte à un coup, il faut s'enquérir avec soin si, immédiatement après cette blessure, le sein est devenu plus volumineux, ou s'il est resté sensible, légèrement engorgé, s'il a continué de s'accroître lentement. Il y aura grande probabilité d'un épanchement dans le premier cas, de pus dans le second.

§ 6. *Kystes.* — Le diagnostic différentiel des kystes et des abcès chroniques est souvent impossible à établir au début. Plus tard, lorsque le chirurgien parvient à percevoir la fluctuation, la même hésitation peut persister encore. Ast. Cooper raconte qu'il reconnut un abcès à la « douleur que faisait éprouver à la malade une pression trop légère pour causer de la douleur dans le cas où le liquide épanché aurait été de nature séreuse. » Ce signe nous paraît bien incertain, et nous persistons à penser que, dans le plus grand nombre des cas, la ponction exploratrice pourra seule lever tous les doutes.

§ 7. *Hydatides.* — L'extrême dureté de l'hydatide, dureté qui persiste, lors même que l'hydatide a acquis un volume considérable, et que déjà elle a subi, dans un de ses points, un commencement de ramollissement, peut aider à la distinguer de l'abcès chronique ; mais à la suite d'une ponction exploratrice, ou quand la tumeur s'est ouverte spontanément, il n'est plus possible d'en méconnaître la nature. On reconnaît alors la grande quantité de sérosité, les corps durs et arrondis, blanchâtres, qui ne sont autre chose que des acéphalocystes, et la membrane hydatide blanchâtre, épaisse et non adhérente.

§ 8. *Lipomes*. — Le diagnostic du lipome circonscrit ne présente aucune particularité digne d'être notée ; il diffère par sa marche et les symptômes qu'il fournit. Une ponction exploratrice fera justice de toute hésitation.

§ 9. *Tubercules*. — Le diagnostic des masses tuberculeuses isolées offre moins de difficultés que celui des tubercules unis à d'autres produits. La première forme sera différenciée de l'abcès chronique par la régularité de sa surface et surtout par la coïncidence de productions analogues dans d'autres parties du corps.

La seconde variété offre quelque ressemblance avec les abcès chroniques, mais le nombre et la marche des abcès qui se succèdent les uns aux autres, et la nature des matières qui s'écoulent de chacun d'eux, donne à l'engorgement scrofuleux une physionomie particulière que ne présente jamais l'abcès chronique.

§ 10. *Abcès froids*. — Les symptômes locaux des abcès chroniques, ayant leur siége dans le tissu sous-mammaire, sont assez semblables à ceux que déterminent les abcès froids. Aussi, pour les distinguer, faut-il remonter aux commémoratifs, prendre en considération la marche, la durée de l'affection, l'âge, la constitution et l'état général de la malade, les signes physiques qui peuvent dénoter une phlegmasie pulmonaire, ou un épanchement pleural. (1) Le plus

(1) H. Desneux. Des abcès du sein. Thèse de Paris, 1849.

souvent ces collections purulentes, consécutives à une lésion osseuse des côtes, du sternum ou des cartilages costaux, se reconnaissent à un point fixe, douloureux, déterminé par la maladie même de l'os. Si le pus vient d'une certaine distance, de la clavicule ou de l'omoplate, par exemple, on devra rechercher l'indice de son passage; mais il peut arriver qu'on soit fort embarrassé. Alors on aura recours à une ponction exploratrice, qui fera sortir le pus mal lié des abcès froids; le stylet ira rechercher le point osseux malade et fera sentir la surface rugueuse de l'os carié. Quand ces abcès communiquent avec le poumon, l'air vient y déterminer une espèce de gargouillement, sensible à la palpation; c'est le gaz mélangé au pus qui produit ce bruit. Du reste, la plupart des malades atteints de ces abcès présentent des signes de scrofules ou de tuberculisation d'autres organes.

§ 11. *Cancer*. — Pour peu qu'on se reporte à la description que nous avons donnée de la marche et des symptômes de l'abcès chronique, on verra que, dans quelques cas, il est absolument impossible d'établir le diagnostic entre le cancer et l'abcès chronique; les deux espèces de tumeurs offrant au toucher identiquement les mêmes caractères, et les phénomènes, tant locaux que généraux, qu'elles déterminent, pouvant n'offrir aucune valeur. Aussi, n'est-il point étonnant que nombre d'erreurs de diagnostic aient été commises à l'occasion de ces abcès, et que les prenant pour des tumeurs squirrheuses, on en ait tenté l'extirpation. Cette assertion pourrait facilement être justifiée par le récit, que nous avons fait plus haut, de quelques erreurs de diagnostic commises par les maîtres de l'art.

Dans les cas où l'examen de la tumeur n'apprendra rien, on devra s'enquérir avec soin de son mode de développement. A-t-elle été précédée des symptômes d'un engorgement chronique? a-t-elle succédé à quelque contusion profonde de la mamelle? On devra rechercher avec soin, dans les antécédents ou les caractères secondaires de la tumeur.

L'hérédité se remarque généralement dans le cancer.

La multiplicité des tumeurs donnera une grande probabilité en faveur de la nature cancéreuse de la tumeur.

La tendance à la récidive est un des caractères les plus tranchés de l'affection cancéreuse. Toutes les fois qu'une personne, ayant déjà subi l'extirpation d'un cancer, se présentera à notre examen avec une tumeur de nature douteuse, il yaura présomption pour que cette tumeur soit un cancer.

La douleur lancinante est habituelle dans les affections cancéreuses, et quoiqu'elle puisse se présenter dans les abcès chroniques, elle n'en est pas un symptôme aussi fréquent.

L'engorgement des ganglions de l'aisselle, qui est très-rare dans les abcès chroniques, est constant dans le cancer, à sa dernière période, et assez fréquent dans les périodes précédentes. Quoiqu'on ait observé ce symptôme dans les abcès chroniques (A. Cooper), il est une présomption du cancer.

L'abcès chronique du sein n'occasionne aucun *trouble constitutionnel*, et il y a loin de là à la cachexie cancéreuse. Ainsi, dans le cas de tumeur de nature douteuse, s'il existe une altération profonde de la santé, qui ne puisse être expliquée par quelque lésion viscérale ou autre, il y a présomption pour le cancer.

Quant à *la durée*, il est rare que des tumeurs cancéreuses du sein restent plusieurs années sans arriver à la période d'ulcération. Nous dirons même qu'une durée de deux ans ou trois ans est rarement dépassée.

Il y a une liaison si fréquente entre l'exaspération des

symptômes du cancer et la suspension définitive des règles, qu'on ne peut se dispenser de prendre cette circonstance en considération.

Le cancer est de beaucoup la tumeur chronique la plus fréquente. Aussi, on doit tenir compte de cela, quand les autres circonstances font défaut, et regarder alors comme probable l'existence d'un cancer (1).

Nous venons de parler seulement de la période où l'abcès n'a pas encore de fluctuation; mais, plus tard, lorsque l'abcès présente une fluctuation profonde, un observateur même attentif pourra le méconnaître encore et s'en laisser imposer par les bosselures et la dureté de la tumeur. Si un examen minutieux fait naître des doutes dans l'esprit du chirurgien, une ponction exploratrice deviendra indispensable. Dans le cas que nous avons cité, où Marjolin et Laugier se proposaient de pratiquer l'amputation du sein, qu'ils considéraient comme squirrheux, Laugier, à un dernier examen, crut reconnaître de la fluctuation; une ponction exploratrice montra que la tumeur n'était qu'un abcès chronique. Nous allons citer une observation d'un cas où les difficultés du diagnostic étaient les mêmes, et où le Dr Johnson parvint également à les lever par une ponction exploratrice.

Obs. XI. (Gazette médicale, 19 mars 1842.) — Abcès profond de la mamelle gauche simulant les symptômes d'une affection cancéreuse (M. Johnson).

Une femme se plaignait de douleurs à la mamelle gauche, croyait avoir un cancer. Plusieurs chirurgiens, qui l'ont examinée, lui ont dit qu'elle avait une tumeur de nature suspecte et qui pourrait acquérir un caractère sérieux. La santé générale était assez mauvaise : maigreur; aspect cachectique propre aux affections squirrheuses; les règles étaient régulières. En examinant attentivement la mamelle, on trouve qu'elle est grosse, dure et noueuse. La palpation y produit

(1) Jacquesmoux (de Dannemarie). Tumeurs du sein; thèses de Paris, 1853.

peu de douleur, mais la malade se plaint de douleurs lancinantes, qui passent à travers la glande ; le mamelon n'est pas rétracté ; on y sent une fluctuation obscure et profonde. On prescrit une application de sangsues et quelques purgatifs.

Trois semaines après, la tumeur paraît augmenter légèrement ; elle est plus sensible au toucher ; la fluctuation est un peu plus distincte, mais toujours obscure et profonde. M. Johnson diagnostique un abcès profond. Il plonge une aiguille à gouttière à travers le sein, puis une lancette et il donne issue à une quantité considérable de pus. L'abcès paraît formé dans le tissu cellulaire qui existe entre la mamelle et le muscle pectoral. On introduit une mêche dans la plaie ; consécutivement cette ouverture est devenue fistuleuse et elle est restée ainsi pendant plusieurs mois. Mais elle a fini par s'oblitérer.

Ce que nous venons de dire du cancer, en général, s'appliquait surtout au squirrhe ; on peut l'appliquer également à l'encéphaloïde, à sa première période, avec cette différence que la circonstance d'âge perd ici de sa valeur, puisque le cancer encéphaloïde se développe surtout pendant la première période de la vie adulte. La durée de l'encéphaloïde, bien plus courte, et sa marche bien plus rapide que celle du squirrhe, permettront, à défaut d'autres signes, d'établir le diagnostic. De cet exposé, on peut conclure, que s'il arrive quelquefois que le diagnostic d'une tumeur chronique de la mamelle soit difficile à établir, le chirurgien fera bien de commencer par faire une ponction exploratrice, afin d'éviter les erreurs dans lesquelles sont tombés déjà un certain nombre de praticiens qui, s'ils eussent préalablement employé ce procédé de diagnostic, auraient conservé à leurs malades un sein dont l'amputation était complètement inutile ; c'était en effet substituer une opération laborieuse, longue, délicate, à une simple ouverture d'abcès, sans augmenter les chances de guérison, en s'exposant, au contraire, à une cicatrisation et moins rapide et moins certaine.

PRONOSTIC.

L'abcès chronique du sein se comporte à la manière des affections locales et se dissipe complètement sous l'influence d'un traitement purement chirurgical ; le pronostic n'en est pas par conséquent très-grave. Mais il peut arriver des cas où l'état général de la malade est compromis par la durée et la grande dimension de l'abcès, la douleur presque continuelle. Ces cas sont rares fort heureusement. Aussi pouvons-nous dire que le pronostic est généralement favorable.

TRAITEMENT.

Bien que l'on puisse rarement espérer obtenir la résolution de ces inflammations profondes, il est cependant indiqué d'avoir recours, dans le principe, à un traitement antiphlogistique énergique, ne dût-il avoir pour effet que de restreindre l'étendue du foyer. Suivant Velpeau, la médication locale a peu de prise sur ces phlegmasies profondes. On pourra tenter cependant les résolutifs (1), ou des vésicatoires. Boyer recommande la compression méthodique (2).

Trousseau, dans un Mémoire (3), conseille le bandage compressif fait avec des bandelettes de diachylum, et conclut ainsi :

La compression à l'aide de bandelettes de diachylum doit être employée dans toutes les formes de phlegmasies du sein, chez les nourrices.

La compression, au début des phlegmasies, peut guérir quelquefois.

(1) A. Cooper, loc. cit.
(2) Gazette médicale, mars 1842.
(3) Journal des connaissances médico-chirurgicales, février 1841.

La compression, pendant le travail de suppuration, n'arrête pas ce travail, mais calme les douleurs.

La compression doit être faite vingt-quatre ou quarante-huit heures après que l'abcès est vidé.

Sous l'influence de ce moyen thérapeutique, la douleur cesse, les parois de l'abcès se recollent ; les fistules guérissent, et la guérison totale est obtenue en peu de jours.

S'il reste de la douleur ou de la tuméfaction, la récidive est à craindre. La compression méthodique, continuée pendant un certain temps, fait cesser les accidents et prévient la récidive.

La médication qui convient le mieux aux abcès chroniques ne diffère pas de celle que réclament les abcès chauds ; seulement, comme il s'agit ici de collections pour ainsi dire enkystées, ayant à leur intérieur une sorte de fausse membrane muqueuse, il peut être indiqué de les vider comme les abcès froids, en général, ou les abcès symptomatiques. Si donc le dépôt est large et que les parois en soient très-amincies, il convient de l'attaquer par des ponctions successives plutôt que par de larges incisions ; s'il n'a, au contraire, que des dimensions médiocres, de larges fentes placées de manière à prévenir toute stagnation de liquide sont préférables. C'est également aux grandes incisions qu'il faudrait en venir, si l'abcès passait à l'état aigu après les premières ponctions, ou s'il tardait à s'affaisser en entier, une fois réduit à un volume médiocre. On peut encore se trouver bien de traiter quelques-uns de ces foyers par des injections de teinture d'iode pure, après les avoir fendus ou ponctionnés vers leur point déclive.

Il peut être utile aussi d'y faire des injections détersives, de maintenir une mèche dans l'intérieur de la plaie ; si toute la paroi de l'abcès a dû être fendue, sa cavité sera remplie chaque jour de boulettes de charpie ; dans les deux cas, des cataplasmes doivent être appliqués matin et soir sur toute la région malade.

Chassaignac (1) a cherché à établir sur de nouvelles bases le traitement chirurgical des abcès du sein. Les principes qu'il expose sont très-simples et peuvent se résumer en une série de propositions que voici : Ouvrir d'emblée les abcès ; purger ces abcès de la matière purulente aussi complètement que possible, et par des moyens variés : ventouses, lavages, compression expulsive ; réunir par première intention, toutes les fois que cela est possible ; quand la réunion primitive n'est pas obtenue, établir une canule et laver tous les jours le foyer, en pansant avec des cataplasmes ; arriver graduellement à la suppression des canules.

Citons une observation qui met en relief ce moyen de traitement.

Obs. XII. (Chassaignac. — Mémoire sur le traitement chirurgical des abcès du sein, *in* Gazette médicale 1855, p. 40.) — Abcès chronique canaliculaire du sein. — Incision. — Ventouse. — Injection d'eau. — Réunion par première intention.

Durand (Marie), âgée de 22 ans, lingère, entrée à l'hôpital St-Antoine, salle Ste-Marthe, n° 13, le 11 juin 1851.

Cette femme, accouchée depuis 18 mois, a allaité son enfant jusqu'à il y a quatre mois, époque à laquelle l'enfant a succombé. Depuis quelques mois, la malade, qui avait eu ses règles pendant une partie de l'allaitement, les a vues se supprimer. C'est à partir de ce moment où l'allaitement a cessé, que le sein gauche s'est engorgé et est devenu douloureux et rouge. Depuis cette époque, l'organe est resté très-douloureux.

Quand la malade entre à l'hôpital, le sein gauche, examiné avec soin, présente une masse globuleuse, d'une couleur un peu violacée, du volume du poing. Au centre de cette masse, on reconnaît une fluctuation, assez difficile à constater, à cause de l'épaisseur des tissus indurés qui enveloppent la collection liquide. Ce n'est pas sans

(1) Gazette médicale de Paris, 20 janvier 1855.

revenir à plusieurs reprises sur l'examen des symptômes, que le diagnostic est enfin posé.

Le 14 juin, un bistouri à lame étroite est plongé au centre de la tumeur, et, arrivé à une assez grande profondeur, il fait jaillir un flot de pus, mélangé de lait liquide et en grumeaux. *La pression* en fait écouler la valeur de deux cuillerées. Après quoi l'application réitérée de *la ventouse* à pompe et un *lavage* abondant font sortir le reste du pus. Pansement par occlusion.

Le 15. La malade n'éprouve pas la moindre douleur. On peut même exercer, avec la main, une pression assez forte sur le sein, à travers la cuirasse, sans développer de sensibilité. Les jours précédents, le moindre attouchement était douloureux. On ne lève pas le pansement.

Le 16. La réunion est complète; l'insensibilité se maintient; l'engorgement a diminué. On ne trouve aucune trace de pus à la face interne de la cuirasse. La réunion primitive a été obtenue d'emblée.

Les 17 et 19. Le résultat se confirme. On continue de protéger le sein au moyen d'une cuirasse de sparadrap. L'engorgement a diminué.

Le 20. Même état. On peut réellement dire que, dans les cas de ce genre, la guérison est en quelque sorte instantanée, puisque à partir du moment de l'opération, tout phénomène morbide cesse complètement et que la sécrétion de la lymphe plastique se substitue instantanément à la suppuration.

Le 23. Le succès est confirmé. La cicatrice de la plaie, faite par l'incision, se déprime, ce qui s'explique par la rétraction du tissu cicatriciel, qui s'est formé dans toute la longueur du trajet de l'incision et à l'intérieur de l'abcès.

La malade a été suivie jour par jour, jusqu'au 8 juillet, la guérison ne s'est pas un seul instant démentie. L'engorgement s'est complètement dissipé.

On a gardé cette malade à l'hôpital beaucoup plus longtemps qu'on ne le fait dans les cas d'abcès aigus, parce que la chronicité de l'abcès pouvait laisser quelques doutes sur la solidité de la guérison.

Cette observation nous a paru remarquable sous plus d'un rapport. D'abord, quoiqu'il n'y eût pas, à proprement parler, de très-grandes difficultés de diagnostic, cependant la masse indurée qui entourait la collection étant fort épaisse, la perception d'un liquide au centre de cette

masse était assez délicate pour justifier quelques hésita-
tions. De plus, il y avait un grand intérêt à savoir com-
ment un abcès chronique se comportait en présence de ce
mode de traitement. C'est, en effet, pour les abcès chroniques, à membrane kystique ou pyogénique bien constituée,
qu'on a élevé le plus de doute sur la possibilité d'une réunion par première intention. Malgré les idées fort contesta-
bles qui règnent encore au sujet de la membrane pyogénique, on admet assez volontiers que dans les abcès chauds
et récents, où le tissu pyogénique n'a pas eu le temps de
naître, et, à plus forte raison, celui de s'organiser, on puisse
ramener les parois aux conditions voulues pour la réunion
immédiate, mais on refuse d'admettre que, quand une
membrane d'enveloppe bien arrêtée, bien organisée, comme
celle d'un abcès enkysté, a eu le temps de s'établir, on
puisse, par un simple lavage, modifier instantanément une
pareille création organique, de manière à y substituer le
travail de la sécrétion lymphoplastique à celle du pus, et
cela sur l'heure, et sans une série de modifications inter-
médiaires.

Résumons-nous. Lorsqu'on a reconnu la présence du
pus, la compression restant le plus souvent alors sans résultat, il faut pratiquer, pour lui donner issue, une ouverture à la circonférence de la glande, en choisissant de préférence le point à la fois le plus déclive et celui où les téguments sont le plus amincis.

Il suffira généralement de donner deux, trois ou quatre
centimètres d'étendue à cette incision pour permettre au
pus de s'écouler librement. Une compression expulsive
faite sur la mamelle amènera quelquefois le recollement
immédiat des parties du foyer, et on obtiendra ainsi une
réunion par première intention. Mais plusieurs circonstances concourent à rendre ce résultat assez rare.

Outre les dimensions du foyer, il existe un point qu'on

ne doit pas perdre de vue. Ces abcès sous-mammaires succèdent souvent à un phlegmon glanduleux qui s'est étendu
dans la couche cellulaire profonde. Il existe donc quelquefois deux abcès qui communiquent par un canal rétréci ;
d'autres fois, l'abcès sous-mammaire ou glanduleux s'est
prolongé directement vers l'extérieur, et il y a eu en même
temps un ou plusieurs abcès sous-cutanés, qui tendent à
faire saillie en divers points de la surface de la mamelle.
Or, dans cette circonstance, bien que l'on ait donné issue
au pus accumulé sous la mamelle, les autres foyers, suivant la remarque de Sanson, ne tendent pas moins à s'ouvrir vers l'extérieur. Il faut alors pratiquer sur chacun
d'eux une ponction, qui constitue une véritable contre-ouverture par rapport au foyer sous-mammaire. Dans ces circonstances, si l'abcès présente des anfractuosités nombreuses, dans lesquelles le pus puisse séjourner, on pourrait
alors, pour en faciliter l'écoulement, passer un drain qui tra-
verserait le foyer suivant son plus grand diamètre.

Une compression légère pourrait être encore utile, quelque temps après l'ouverture de l'abcès, pour faire disparaî-
tre un engorgement et une induration du tissu de la glande.

Dans les cas ordinaires, où on a affaire à un seul foyer,
quand on n'a pu obtenir la guérison par première intention, suivant la méthode de Chassaignac, ou si l'abcès a
nécessité une ouverture trop grande, on y met un drain ou
une canule, que l'on supprime petit à petit. Pendant tout
le temps que demande la cicatrisation, on panse par des
cataplasmes, ou la compression faite avec des bandelettes
de sparadrap.

CONCLUSIONS.

1. Il existe une variété d'abcès du sein qui, par leur marche, leur durée, leurs symptômes, diffèrent complètement des autres, et que l'on doit classer sous le nom d'*abcès chroniques*.

2. Ces abcès sont assez rares et ont peu attiré l'attention des chirurgiens.

3. Ils sont généralement profondément situés dans la glande ou le plus souvent sous la mamelle.

4. Les causes sont les mêmes que celles des abcès chauds, dont ils proviennent souvent.

5. Les symptômes, autres que l'augmentation de volume du sein, sont obscurs, la marche est lente, la peau normale, la douleur quelquefois nulle, la fluctuation souvent difficile à percevoir ou même absente. L'état général laisse rarement à désirer.

6. Le diagnostic est difficile et a causé souvent l'erreur des chirurgiens.

7. C'est avec le cancer du sein que ces abcès ont été le plus souvent confondus.

8. Pour les distinguer, on tiendra compte de la durée, de la nature de la douleur, de la fluctuation, de l'engorgement des ganglions de l'aisselle, de l'état général, etc.

9. Dans le doute, on doit faire une ponction exploratrice.

10. Le traitement est celui des abcès en général : si l'abcès est peu volumineux, ouvrir sur une petite étendue, tenter la réunion immédiate ; si l'abcès est grand ou anfractueux, ouvrir largement aux parties déclives, laver, mettre des mèches, drains ou canules. Pansement avec les cataplasmes ou la compression.

A. PARENT, imprimeur de la Faculté de Médecine, rue Mr. le-Prince, 31

www.ingramcontent.com/pod-product-compliance
Ingram Content Group UK Ltd.
Pitfield, Milton Keynes, MK11 3LW, UK
UKHW021146140726
13695UKWH00005B/1975